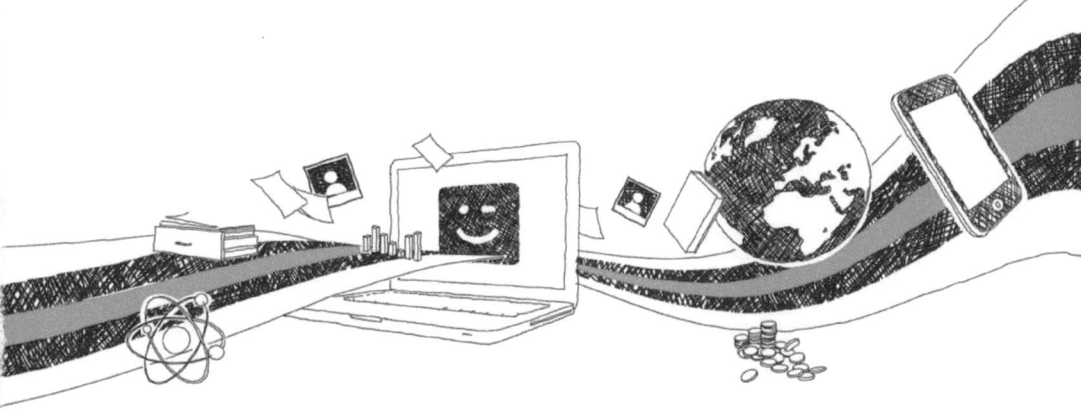
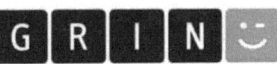

Sabine Fallmann

Humor in der Pflege

Denn Lachen ist gesund!

GRIN Verlag

Bibliografische Information der Deutschen Nationalbibliothek:

Die Deutsche Bibliothek verzeichnet diese Publikation in der Deutschen National-
bibliografie; detaillierte bibliografische Daten sind im Internet über http://dnb.d-
nb.de/ abrufbar.

Impressum:

Copyright © 2011 GRIN Verlag GmbH
Druck und Bindung: Books on Demand GmbH, Norderstedt Germany
ISBN: 978-3-656-44241-7

Dieses Buch bei GRIN:

http://www.grin.com/de/e-book/215235/humor-in-der-pflege

GRIN - Your knowledge has value

Der GRIN Verlag publiziert seit 1998 wissenschaftliche Arbeiten von Studenten, Hochschullehrern und anderen Akademikern als eBook und gedrucktes Buch. Die Verlagswebsite www.grin.com ist die ideale Plattform zur Veröffentlichung von Hausarbeiten, Abschlussarbeiten, wissenschaftlichen Aufsätzen, Dissertationen und Fachbüchern.

Besuchen Sie uns im Internet:

http://www.grin.com/

http://www.facebook.com/grincom

http://www.twitter.com/grin_com

HUMOR IN DER PFLEGE

Denn Lachen ist gesund!

Fachbereichsarbeit

zur Erlangung des Diploms
für den gehobenen Dienst für Gesundheits- und Krankenpflege

an der
Schule für Gesundheits- und Krankenpflege
am Landesklinikum St. Pölten-Lilienfeld

vorgelegt von
Sabine Fallmann

Gaming, am 04. Mai 2011

Kurzzusammenfassung

Da diese Fachbereichsarbeit über Humor in der Pflege handelt, wurden verschiedene Wirkungen, positive als auch negative, physische als auch psychische, von Humor und Lachen beschrieben und näher auf diese eingegangen. Außerdem wurde der evolutionären Bedeutung und der Entwicklung von Humor und Lachen in der Pflege auf den Grund gegangen.

Nachdem Humor ein wichtiges Element in der Pflege ist, wurden auch Hilfen bei der Anwendung von Humor in der Pflege wie z.B. Voraussetzungen, Interventionsbeispiele und Ziele von Humor aufgezeigt.

Über dies hinaus wurden auf etliche Lachtherapien eingegangen, mit dem Hauptaugenmerk auf Clowns wie z.B. CliniClowns, Gericlowns und Psychiatry Clowns.

Summary

This thesis is about the positive, negative, physical and psychical effects of humor and laughing relating to nursing. Furthermore it considers evolutionary sense and development of humor and laughing in relation to nursing. Humor is a very important part of nursing. Due to this fact the thesis shows requirements, possible applications and goals of introducing humor in the nursing routine. Moreover the thesis contains some laughing therapies with the focus on clowns like CliniClowns, Gericlowns and Psychiatry Clowns.

Vorwort

In Rahmen meiner Ausbildung zur Diplomierten Gesundheits- und Krankenschwester durfte ich mehrere Praktika absolvieren. In einem dieser Praktika habe ich einen Patienten kennengelernt, der immer gut gelaunt und zum Scherzen aufgelegt war. Er litt schon seit vielen Jahren unter Herzbeschwerden und musste sich schonen. Natürlich habe ich ihn gefragt wie er so gut gelaunt sein könne, darauf antwortete er mir: „Ich kann nicht den ganzen Tag traurig sein, man weiß nie wie viel Zeit man noch hat." Diese Aussage hat mich sehr bewegt und lange beschäftigt.

Bei den darauf folgenden Praktika habe ich vermehrt auf Humor und Lachen geachtet, dabei habe ich beobachtet, dass die Patienten, die viel lachten und eine positive Lebenseinstellung hatten, besser mit ihren Erkrankungen auskamen, als diejenigen, die immer schlechtgelaunt waren.

Aufgrund dieser Erkenntnis und meines eigenen Krankenhausaufenthalts im zweiten Jahrgang, habe ich dieses Thema gewählt.

Die Erfahrung als Patientin hat mir gezeigt, dass Humor ein wichtiges Element zum Vertrauensaufbau und körperlichen und seelischen Wohlbefinden ist.

Nach der Themenauswahl gestaltete sich das Schreiben als nicht so einfach wie ich dacht. Mit Hilfe des Buches: „Die Fachbereichsarbeit in der Gesundheits- und Krankenpflege" und dank meiner geduldigen Klassenkollegen und Lehrer, denen ich Löcher in den Bauch fragte, habe ich es schlussendlich doch geschafft.

An dieser Stelle möchte ich mich namentlich bei meiner Korrekturleserin bedanken, Nina Fennesz. Mein Dank gebührt auch Reinhard Ekker, der mir beim englischen Teil (Summary) sehr geholfen hat, überdies hinaus war er mir eine seelische Stützte.

Gaming, am 04. Mai 2011   Sabine Fallmann

Inhaltsverzeichnis

Abbildungsverzeichnis

Abkürzungsverzeichnis

vgl.	vergleiche
S.	Seite
Dr.	Doktor
Abb.	Abbildung
ca.	zirka
usw.	und so weiter
etc.	Et cetera
bzw.	Beziehungsweise
z.B.	zum Beispiel

1 Einführung in die Problemdarstellung

Im Volksmund hört man oft „Lachen ist Gesund" oder „Lachen ist die beste Medizin", aber stimmt das wirklich? Mit dieser Fachbereichsarbeit möchte ich versuchen diese Frage zu beantworten.
Ein Vorreiter in Sachen Humor ist Dr. Patch Adams. Er entdeckte bereits 1971, dass Patienten schneller genesen, wenn sie öfter lachen.[1]

Ziel dieser Arbeit ist es zu verdeutlichen, dass Humor viele positive Effekte auslösen kann. Außerdem versuche ich aufzuzeigen, dass Humor auch in der Gesundheits- und Krankenpflege eingesetzt werden kann.

Deshalb versuche ich in dieser Fachbereichsarbeit, folgende Fragen zu beantworten:

- Warum lachen wir eigentlich?
- Auswirkungen von Lachen und der physiologische Vorgang.
- Wann kann man Humor in der Betreuung und Pflege von Patienten gezielt einsetzten, auf was sollte man achten, was sollte man gar vermeiden?
- Lachtherapie, was ist das? Wie kann ich Lachen in die Pflege einbeziehen? Welche Lachtherapien gibt es? Dabei wird auf die CliniClowns näher eingegangen.

Da eine Facharbeit eine Literaturarbeit ist, habe ich zu Beginn im Internet und über verschiedene Suchmaschinen recherchiert. Weiteres erfolgte eine Ermittlung in Bibliotheken, Buchhandlungen und in Fachzeitschriften. Die Orientierung stützte sich auf dem Schneeballsystem, die das Inhaltsverzeichnis und ein Querlesen umfasste.

---

[1] vgl. Kreichgauer, 2010

2 Definitionen

„Was ist Humor und was nicht? Diese Frage mag auf den ersten Blick leicht zu beantworten sein, denn Humor kennt ja jeder. Und doch macht vielleicht erst der Versuch einer Beschreibung deutlich, wie vielgestaltig, bunt, abwechslungsreich und nahezu unbezwingbar sich dieses Phänomen einer allumfassenden Definition entzieht."[2]

„Humor zu umschreiben ist eine denkbar humorlose Angelegenheit, mehr noch-Humor ist offenbar genau das, was abhanden kommt, wenn er definiert werden soll."[3]

2.1 Humor
Die Definition von Humor hat sich in den letzten Jahrhunderten stark verändert.[4] Um diesen Unterschied aufzuweisen hat die Autorin zwei verschiedene Definitionen angeführt.

„Umor (lat.) bedeutet Feuchtigkeit oder Flüssigkeit. „Humores" wurden, basierend auf der Lehre des römischen Arztes Gallen, die Körpersäfte genannt und dem menschlichen Temperament zugeordnet."[5]

Humor wird auch als warmherzige oder auch wohlwollende Heiterkeit bezeichnet. Humor erhielt durch die englischen Humoristen seine eigentliche Bedeutung als besondere Anschauungs- und Darstellungsweise des Komischen.[6]

---

[2] Siegel, 2005, S.17

[3] Johannes Gruntz- Stoll in Siegel, 2005, S.17

[4] vgl. Ehms, 2008, S.3

[5] Bremmer/ Roodenburg, 1999, zit. Bischofberger, 2008, S. 34

[6] vgl. Duden, 1996, S. 1551

Um sich unter dem Begriff „Humor" mehr vorstellen zu können, werden nun einige verschiedene Arten von Humor näher aufgezeigt:

2.1.1 Indirekter Humor

Humor und Lachen wird in Form von verschiedenen Utensilien ermöglicht und unterstützt, z.B. Comics, Filme, Bücher, Humortagebuch, Lachkoffer usw.

Humor und humorvolle Anregungen sind mittels verschiedener Hilfsmittel jederzeit zugänglich diese können nach individuellen Bedürfnissen genutzt werden.[7]

2.1.2 Direkter Humor

Humor wird von der initiierenden Person durch verbale oder nonverbale Kommunikation, z.B. durch Wortspiele, Scherzen oder Augenzwinkern gefördert.

Humor soll in der persönlichen Kommunikation erlebt und angewandt werden können.[8]

2.1.3 Humortheorien

Das Phänomen Humor ist sehr komplex. Dies wird auch an den fünf von der Autorin ausgewählten Humortheorien – der Überlegenheitstheorie, der Diskrepanztheorie, der Spieltheorie, den Entlastungs- und Befreiungstheorien sowie den sozialen Theorien des Humors - deutlich. Diese Theorien widersprechen sich nicht, sie stellen vielmehr den Versuch dar, den Humor aus verschiedenen Perspektiven zu beleuchten. Die Überlegenheits-, die Diskrepanz- und die Spieltheorie beleuchten das Wesen des Humors, wohingegen sich die Entlastungs- und Befreiungstheorien und die sozialen Theorien mit dem Zweck des Humors auseinandersetzen.[9]

---

[7] vgl. Bischofberger, 2008, S. 76
[8] vgl. Bischofberger, 2008, S. 76
[9] vgl. Siegel, 2005, S. 21

2.1.3.1 Die Überlegenheitstheorie

Die Überlegenheitstheorie geht davon aus, dass wir über das Versagen, das Pech oder die Unterlegenheit anderer lachen, um unsere Überlegenheit zu demonstrieren. Diese Spielart des Humors ist oft Ausdruck einer gewissen Aggression. Dazu werden Ironie, Sarkasmus und Zynismus gezählt.[10]

2.1.3.2 Die Diskrepanztheorie

Die Diskrepanztheorie geht davon aus, dass etwas Überraschendes, Unerwartetes passieren muss, um das Phänomen Humor hervorzurufen. Dabei liegt eine Diskrepanz oder auch Inkongruenz zwischen bestehenden Vorstellungen und Erwartungen von etwas, was sich ereignen wird, um dem tatsächlich „sich Ereignendem" vor. [11]

Zum Beispiel:
Eine ältere Dame, Diabetikerin, geht in ein Café und bestellt beim Ober: „Ein Kännchen Kaffe, bitte."
Der Ober fragt nach: „Mit Milch und Zucker?", worauf die Dame antwortet: „Nur mit Milch, Zucker habe ich selber".[12]

2.1.3.3 Die Spieltheorie

Die Spieltheorie geht davon aus, dass Humor immer auch ein spielerisches Element beinhaltet. Sie sieht beide, den Humor und auch das Spiel als eine Form zwischen menschlicher Kommunikation, für die sowohl ein spontaner als auch ein wohlüberlegter Moment charakteristisch ist.[13]

---

[10] vgl. Siegel, 2005, S. 22
[11] vgl. Siegel, 2005, S. 22
[12] vgl. Siegel, 2005, S. 22
[13] vgl. Siegel, 2005, S. 22

2.1.3.4 Die Entlastungs- und Befreiungstheorie

Die Entlastungs- und Befreiungstheorien gehen davon aus, dass Humor Ängste, Spannungen oder Frustrationen vermindern kann. Diese Entlastung kann auf kognitiver Ebene und/ oder auf emotionaler Ebene stattfinden. Wichtigster Vertreter dieses Konzepts ist Sigmund Freud. Er vertritt die Meinung, dass das, worüber wir lachen, auf unsere Probleme und verdrängten unbewussten Konflikte hinweist. Das Lachen ist für ihn eine gesunde Form, mit diesen Problemen umzugehen.[14]

2.1.3.5 Die sozialen Theorien des Humors

Die sozialen Theorien des Humors gehen davon aus, dass der Humor eine sozial verbindende Komponente besitzt. Dies macht sich innerhalb einer Gruppe durch eine Stärkung des Solidaritäts- und Kohäsionsgefühls bemerkbar.[15]

Eine Kohäsion ist die Summe aller Kräfte von außen, die auf jedes einzelne Gruppenmitglied wirkt und es an die Gruppe bindet.[16]

So bemerken z.B. Titze und Eschenröder, dass „Im gemeinsamen Lachen eine starke emotionale Nähe zwischen den einzelnen Mitgliedern herstellt, aus der ein vergnügliches Wir- Gefühl entsteht, das die Gruppenkohäsion festigt." Demzufolge hat Humor also die Wirkung die Zusammengehörigkeit einer Gruppe zu festigen.[17]

2.2 Witz

Witz heißt „Wissen, Verstand" (vom althochdeutschen Wort wizzi „Wissen"). Im 17. Jahrhundert wurde daraus das „Talent zum geistreichen Formulieren". Heute versteht man unter Witz hauptsächlich eine pointierte, sehr kurze mündliche Erzählung die Gelächter erregt.[18]

---

[14] vgl. Siegel, 2005, S. 22
[15] vgl. Siegel, 2005, S. 21
[16] vgl. Jacoby, 2003
[17] vgl. Siegel, 2005, S. 23
[18] vgl. Duden, 1996, S. 3860

2.3 Lachen

Lachen ist eine offenbar angeborene, zumeist willkürliche mimische Ausdrucksbewegung des Menschen bei heiterer oder freudiger Stimmung. Kinder lächeln durchschnittlich bereits ab dem 3. Lebensmonat, meist im Blickkontakt mit der Mutter. Das Lachen spiegelt, z.B. als gefühlloses, ironisches, gemütvolles, verzweifeltes, kokettes Lachen, Gemüts- und Charakterwerte.

Die Psychiatrie unterscheidet bei Erkrankungen der Nervenbahnen und bei Psychosen einerseits triebartiges Lachen als Lachzwang, andererseits sardonisches Lachen, begleitet von Gesichtsverzerrungen, und hysterisches Lachen als Lachkrampf.[19]

2.4 Heiterkeit

Heiterkeit kann man als einen Zustand beschreiben, der durch einen vorhergehenden, mehr oder minder biochemischen oder physiologischen bzw. neurologischen, emotionalen und unbewussten und mit Lachen verbundenen Vorgang im Gehirn hervorgerufen wird. Bei Dingen, die uns erheitern und in eine gute Stimmung versetzen, werden so genannte Glückshormone freigesetzt, die unsere Stimmung wiederum nachhaltig verbessern. Heiterkeit kann sowohl die Grundlage als auch das Ziel humoristischer Interventionen und Haltungen sein. Heiterkeit, Freude und Fröhlichkeit sind ein wesentliches Element der Entstehung menschlicher Motivation und Antriebskraft.[20]

2.5 Gelotologie

Gelotologie ist die Wissenschaft vom Lachen.

Den Anstoß dazu gab Erich Kästner schon vor Jahrzehnten durch seine- so wie er sie nannte- „Lachkunde". Dies regte die Errichtung eines Zweiges der Wissenshaft an. In den letzten Jahren entwickelt sich in den USA die Gelotologie.[21]

Ihre Studien beweisen die heilsame Kraft des Lachens.[22]

---

[19] vgl. Bertelsmann Lexikon, 1982, S. 74

[20] vgl. Effinger, 2008, S. 34

[21] vgl. Titze, 2007, S. 242

[22] vgl. Kienzl, 2005, S. 19

Siegel schrieb dazu: „Der Gelotologe Fry geht in seinem Forschungsbericht über die „Physiologie des Humors" davon aus, dass das Humorvolle einer Situation mit den folgenden drei Komponenten beschrieben werden kann: einem Stimulus, einer emotionalen Reaktion und einem Begleitverhalten."[23]

Abb. 1: Eine Humorvolle Situation

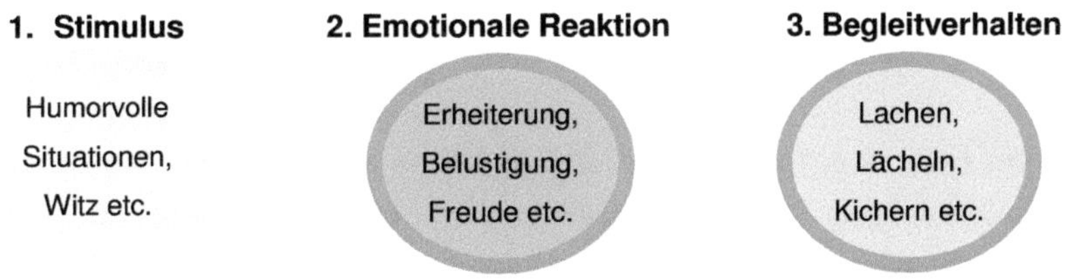

1. Stimulus	2. Emotionale Reaktion	3. Begleitverhalten
Humorvolle Situationen, Witz etc.	Erheiterung, Belustigung, Freude etc.	Lachen, Lächeln, Kichern etc.

---

[23] Siegel, 2005, S. 20

3 Warum Lachen wir?

3.1 Evolutionäre Bedeutung von Lachen

Humor ereignet sich auf allen Lebenswegen, in allen Gesellschaften und Kulturen. Lachen, ist ein möglicher Ausdruck von Heiterkeit, es bedeutet Mensch- Sein. Es ist ein sehr natürliches und biologisch- physiologisches Phänomen. Die Weltliteratur ist voll von Komödien, die Menschen zum Lachen anregen. Karikaturen als visueller Ausdruck von Humor wurden sogar in Höhlenmalereien gefunden.[24]

In der Frühzeit seiner Evolution verfügte der Mensch nur über ein rudimentäres Sprachvermögen. Die Spezies Homo habilis, der bereits einfache Werkzeuge benutzende Urahne von uns heutigen Menschen, besaß vor rund zwei Millionen Jahren mit rund sechs- bis siebenhundert Kubikzentimetern Hirnmasse etwa die Hälfte dessen, was dem modernen Homo sapiens an grauen Zellen zur Verfügung steht. Das reichte nicht für ausgefeilte Dialoge, wohl aber für Körpersignale und einfache Zurufe: Knirschen, Knurren, Fauchen und eben auch Lachen. Die moderne Anthropologie zählt deshalb Lächeln und Lachen zu den ältesten und wichtigsten Formen der Kommunikation, ein universell verständliches Zeichen, über das alle Menschen verfügen, dass weltweit alle Menschen verstehen.[25]

Der anerkannte Emotionsforscher und Professor für Psychologie Paul Ekman, führte in Kalifornien an der Universität von San Francisco, ein Experiment im Zusammenhang mit Emotionen durch. Ekman wies je eine Gruppe von Männern und Frauen an, sich in einer Distanz von hundert Metern voneinander aufzustellen. Gruppe A musste eine ganze Reihe emotionale Regungen darstellen: Weinen, grimmig Blicken, Zähnefletschen, Lächeln und Lachen. Gruppe B sollte bestimmen, welche Emotionen gezeigt wurden. Weil das auf diese Entfernung nicht möglich war, ließ er beide Gruppen schrittweise aufeinander zugehen und das Experiment so lange wiederholen, bis eine eindeutige Aussage gelang.[26]

---

[24] vgl. Bischofberge, 2008, S. 21
[25] vgl. Uber & Steiner, 2006, S. 23
[26] vgl. Uber & Steiner, 2004, S. 16

Mit erstaunlichem Ergebnis, denn bereits bei neunzig Metern registrierten die Gruppen, dass Personen der gegenüberliegenden Gruppe lachten, während andere Regungen nicht erkannt wurden. Keine andere emotionale Äußerung können wir aus so großer Distanz erkennen. Aus diesem Experiment wurde erkennbar, dass wir keine andere emotionale Äußerung aus so großer Distanz erkennen können.[27]

Eine Entfernung von neunzig Metern ist deutlich weiter als der weiteste Speerwurf eines frühzeitlichen Jägers und damit ein ausreichender Fluchtvorsprung. Unsere in Savannen und Tundren lebenden Vorfahren konnten demnach bei einem Zusammentreffen mit einer ihnen fremden Horde aus sicherer Distanz abwägen, ob sie aufeinander zugehen oder ihren Speer griffbereit halten sollten. Für jede dieser Alternativen war die bereits aus großer Entfernung erkennbare Mimik entscheidend: Lachten sich die Anführer an, signalisierten sie ihre friedliche Haltung. Denn Lächeln und Lachen sind Friedensgesten. Lachen enthält eine elementar, für unsere Urahnen wie für uns geltende Information: Wer lacht, entspannt die Kiefermuskulatur, ein kräftiges Zubeißen ist während des Lachen unmöglich. „Du musst vor mir keine Angst haben, ich will dir nichts Böses, von mir geht keine Gefahr aus" hat schon in grauer Vorzeit jede Lachbotschaft bedeutet.[28]

Lachen ist das effektivste, über zigtausend Generationen weitergegebene, vertrauensbildende Signal zwischen Menschen. Deshalb sind wir wie vor hunderttausend Jahren einem freundlich lachenden Gesicht mehr zugeneigt als einem miesepeterigen. Dahinter steht das tief in unserer Erfahrung verankerte „Urwissen" des Lachens als Friedenssignal.[29]

---

[27] vgl. Uber & Steiner, 2004, S. 17

[28] vgl. Uber & Steiner, 2004, S. 17

[29] vgl. Uber & Steiner, 2004, S. 20

Wenn wir mit einem Fremden kommunizieren und dabei lächeln, geben und bekommen wir einen Vorschuss an Vertrauen. Weil Vertrauen für das Überleben sehr wichtig ist, verfügen wir über ein hoch sensibles Sensorium, das sehr genau ein authentisches Lachen von einem gekünstelten unterscheiden kann. Ohne ganz genau und bewusst zu wissen, woran wir echtes Lachen erkennen, nehmen wir es an seinem Klang wie an der Mimik wahr.[30]

3.2 Verschiedene Theorien von Lachen

Bereits Sigmund Freud versuchte dem Lachen auf den Grund zu gehen und entwickelte dabei drei Haupttheorien warum wir lachen:[31]

1. Die erste Theorie beschreibt das Lachen aus Überlegenheit. Der Theorie zufolge versucht der Lachende mit seinen Lachen den Gesprächspartner oder jemand anderen, der vor ihm steht, zu beherrschen, also ein machtbewusstes Lachen aus einer Position der Überlegenheit.[32]

2. Die zweite Theorie beschäftigt sich mit dem ungebührlichen Lachen. Ihr zufolge lacht eine Person grundsätzlich dann, wenn sie etwas wahrnimmt, das nicht in die normale natürliche oder gesellschaftliche Ordnung passt.[33]

3. Bei der dritten Theorie handelt es sich um die sogenannte „relief theory" Freuds, die Theorie der Entspannung oder des Sich- etwas- Ersparens, nach der sich der Lachende durch sein Lachen Verhaltensweisen erspart, die für ihn sowohl in der Form ihrer Äußerung als auch wegen ihrer Gründe und Motive relativ schwierig auszudrücken wären.[34]

---

[30] vgl. Uber & Steiner, 2004, S. 20

[31] vgl. Le Goff, 2004, S. 28

[32] vgl. Le Goff, 2004, S. 28

[33] vgl. Le Goff, 2004, S. 29

[34] vgl. Le Goff, 2004, S. 29

3.3 Entwicklung von Humor in der Pflege

Humor zeigt sich auch in sehr tragischen Momenten, bei Krankheit, im Angesicht des Todes und sogar in Kriegen. Lachen hat auch einen Gegenpol, die Tränen. Diese Beiden Mechanismen, sind sozusagen die im Körper eingebauten Zeichen für Erleichterung. [35]

In der Pflegewelt kennen wir Humor seit den Zeiten von Florence Nightingale. Ein Beispiel aus ihrer Arbeit im Krimkrieg kann dies darlegen: Als Reaktion auf die schrecklichen Zustände während des Krieges und in den Krankenhäusern im Kriegsgebiet schrieb sie an den britischen Kriegsminister: „Es gibt so viel Ungeziefer hier. Wenn all die Käfer wollten, könnten sie die unendlich langen Bettenreihen auf den Rücken schnallen und in einer endlos langen Reihe direkt zu Ihnen ins Kriegsdepartement tragen." So könnte diese Aussage, als erster dokumentierter Gebrauch von Galgenhumor in der Pflege gedeutet werden.[36]

Als Nightingale 1860 den ersten Berufslehrgang für Pflegefachpersonen aufbaute, fügte sie im Pflichtenheft an, dass die professionell Pflegenden geduldig, heiter und freundlich sein sollten. [37]

In den nachfolgenden Jahrzehnten, als der Versuch unternommen wurde, die Pflege zu einer respektierten und ersthaften Profession zu machen, wurde Humor wieder zurückgedrängt. Pflegefachpersonen wurden nicht nur dazu angehalten, sondern geradezu sozialisiert, nicht zu lachen. Der therapeutische Wert von Humor wurde nicht wahrgenommen und vom Gesundheitssystem auch nicht genehmigt. Aus dieser Zeit gibt es kaum Dokumente, die Humor thematisieren. Aber wir wissen dennoch, dass Humor präsent war, denn es gibt viele persönliche Erinnerungen und mündliche Überlieferungen über den Gebrauch von Humor, der angesichts des Realitätsschocks und der Stränge nicht ausblieb.[38]

---

[35] vgl. Bischofberger, 2008, S. 21

[36] vgl. Bischofberger, 2008, S. 21

[37] vgl. Bischofberger, 2008, S. 22

[38] vgl. Bischofberger, 2008, S. 22

Ein anderer Grund für die jahrelange Verbannung von Humor aus dem Gesundheitssystem mag der Humorstil sein, der in einschlägigen Kreisen gepflegt wurde. Er ist oft rauh, verletzend, gallig und beißend, beispielsweise der makabre Humor, der als typisch medizinischer Humor bekannt ist. Die Natur von Humor ist eben, dass sich Lustiges immer im Zusammenhang mit der jeweiligen Situation ergibt, und dieser Zusammenhang ist oft im Gesundheitswesen von Stress, Krankheit, nackten Körpern, Exkrementen, Blut, invasiven Prozeduren, Trauma, Behinderung und Tod geprägt. Natürlich bieten diese Situationen auch einen Nährboden für den Missbrauch von Humor.[39]

In den 1960ern hat sich die Situation entscheidend verändert und Forscher begannen die körperlichen und psychischen Auswirkungen des Lachens zu untersuchen. Inzwischen gibt es schon die Wissenschaft vom Lachen- die Gelotologie, sowie Lachtherapien, Lachseminare und Lachklubs.[40]

---

[39] vgl. Bischofberger, 2008, S. 22
[40] vgl. Springer Medizin, 2007

4 Auswirkungen von Humor und Lachen

Jeder macht es, jeder mag es, alle kennen es, alle können es. Kaum fängt einer zum Lachen an, machen wir alle mit. Das gilt in Kenia wie in China und in Innsbruck wie in Indonesien. Die Rede ist von einer der ältesten Fähigkeiten des Menschen, wahrscheinlich ebenso alt wie Sex und Fortpflanzung und wesentlich älter als das Sprechen oder gar das Schreiben. Die Rede ist vom Lachen.[41]

„Gelacht haben die Menschen schon, als sie vor einer halben Million Jahre als zottelige Horde über die Savannen zogen."[42]
Eins steht fest solange es Menschen gibt, solange wird es auch das Lachen nicht aussterben. Lachen ist viel Wichtiger, als man ihm lange zuschrieb. Wissenschaftliche Studien haben nachgewiesen, dass positive gestimmte Menschen eine um rund fünf Jahre höhere durchschnittliche Lebenserwartung haben als ihre miesepeterigen Zeitgenossen. [43]

4.1 Physiologische Wirkungen
Um die Wirkungen von Lachen besser verstehen zu können, wird nun näher auf den physiologischen Lachvorgang eingegangen.
Die Muskeln auf der Nase werden angespannt, dadurch bilden sich Falten, und die Nasenlöcher werden größer. Der Kopf wird zurückgelegt und die Augen werden zugemacht. Ein Muskel der sich Zygomaticus nennt zieht den Mund nach oben und sorgt für einen fröhlichen Gesichtsausdruck. Außerdem werden die Augenmuskeln angespannt und verursachen so, positive Gefühle im Gehirn. Der „Lachmuskel" spannt ca. 15 Gesichtsmuskeln an, darunter sind z.B. die des Tränensacks, sodass wir manchmal unter Tränen lachen. Der Mund dehnt sich, weil die Ein- und Ausatmung schlagartig vervielfacht wird. Dabei werden die Stimmbänder in Schwingung versetzt, sodass es zu den typischen Lachlauten kommt.[44]

[41] vgl. Uber & Steiner, 2004, S. 9
[42] Uber & Steiner, 2004, S. 9
[43] vgl. Uber & Steiner, 2004, S. 9
[44] vgl. Rütting, 2006, S. 32

Der Brustkorb wird geweitet, öfters auch schmerzhaft. Der Körper wippt hin und her, durch dies „hüpft" auch das Zwerchfell und massiert die inneren Organe.[45]

Eine humorvolle Lebenseinstellung ist das gesündeste Ventil, um aufgestauten Stress abzulassen, reduziert viele negative Effekte des Lebens, ist ein Energiespender und, was höchst erfreulich ist, ein nebenwirkungsfreies Mittel zu Steigerung des allgemein Wohlbefindens. Viele Muskeln werden beim Lachen aktiviert, das wirkt wie innerliches Jogging und ist gleichzeitig Balsam für die Seele. Lachen- wir Erwachsenen haben das Lachen leider durch Normen und Erziehung verlernt, doch Lachen hat dieselbe reinigende Wirkung für die Seele wie Niesen für den Körper und wir sollten uns viel öfters trauen, uns wieder auf Situationen einzulassen, aus denen sich das Lachen entwickeln kann. Und zwar aus vollem Hals und ohne Angst davor zu haben, lächerlich oder kindisch zu wirken. Kinder lachen bis zu 400- mal pro Tag, Erwachsenen nur noch bis zu 15- mal. Wo sin denn die 385- mal hingekommen? Müssen erwachsene Menschen wirklich so ernst sein?[46]

„Die meiste Zeit habe ich keinen Spaß und den Rest der Zeit gar keinen."[47]

Nun wird hier auf einige physiologische Auswirkungen von Lachen näher eingegangen:

4.1.1 Herz

Lachen ruft eine Puls-, Blutdruck- und Zirkulationssteigerung hervor, wobei der Blutdruck nach dem Lachereignis unter das vorherige Niveau fällt und dadurch einen hypotonen Effekt bewirken kann. Die zirkulationsanregende Wirkung von Lachen wird manchmal auch mit „inneren Jogging" beschrieben. Insgesamt kann die Fähigkeit zu lachen eine kardioprotektive Wirkung haben.[48]

---

[45] vgl. Rütting, 2006, S. 32
[46] vgl. Kienzl, 2005, S. 84
[47] Woody Allen in Kienzl, 2005, S. 84
[48] vgl. Bischofberger, 2008, S. 53

Anzumerken ist, dass diese Form des Joggings gerade für ältere Personen hilfreich sein kann, denn es lässt sich auch im Bett oder im Rollstuhl praktizieren.[49]

4.1.2 Lunge

Lachen löst eine erhöhte Exspiration von CO_2, eine verbesserte Sauerstoffsättigung, sowie eine Verminderung des Residualvolumens und der Feuchtigkeit aus.[50] Außerdem steigert Lachen die Atemfunktion, der Atem bläst mit ca. 100 Stundenkilometer aus dem Mund. [51]

Durch das Lachen wird der Gasaustausch um das Drei- bis Vierfache gegenüber dem Ruhezustand gesteigert. Henri Rubinstein war überzeugt, dass Lachen eine heilgymnastischen Kraft besitzt: Viele Menschen wissen nicht, wie man richtig atmet. Die Atmung von vielen ist einfach zu hastig und zu oberflächlich. Diese kurzatmige und flache Atmung, mit offenem Mund und ohne Atempause, wird oft bei ängstlichen Patienten beobachten. Es ist jedoch gerade diese Atmung, die Angst hervorruft bzw. steigert, indem sie eine respiratorische Alkalose (Störung des Säure- Basen- Haushaltes) des Atemsystems hervorruft, die für die neuromuskuläre Übererregbarkeit verantwortlich ist. Die Atmung beim Lachen ist im Gegensatz dazu eine „gute Atmung", die gerade durch ihre Merkmale die Alkalose bekämpft und die Angst vermindert.[52]

4.1.3 Skelettmuskeln

Lachen führt zu einer erhöhten Durchblutung und Muskelanspannung in Abdomen, Nacken, Thorax und bewirkt in den Schultern während des Lachereignisses, eine vermehrte Entspannung in der nicht gebrauchten Muskulatur.[53]

---

[49] vgl. Bischofberger, 2008, S. 53

[50] vgl. Bischofberger, 2008, S. 53

[51] vgl. Kienzl, 2005, S. 88

[52] vgl. Titze, 2007, S. 243

[53] vgl. Bischofberger, 2008, S. 53

4.1.4 Gehirn

Beim Lachen sind verschiedene Regionen des Gehirns beteiligt und in Gegen- und Rückkopplung untereinander aktiv. Wesentlich eingebunden ist das als emotionales Zentrum bezeichnete limbische System, ferner der frontale rechte Stirnlappen, den man zum Verstehen der Pointe eines Witzes braucht, sowie in der linken Hirnhälfte die so genannte supplementär- motorische Rinde, in der man das Gefühl lokalisierte.[54]

Wie bereits erwähnt bewirkt das Lachen eine erhöhte Aufmerksamkeit, sowie eine erhöhte Aktivität des autonomen Nervensystems und eine verbesserte Sauerstoffzufuhr.[55]

4.1.5 Tränen

Bei einem Vergleich von emotionalen Tränen und Tränen beim Zwiebelschneiden wurde ein Unterschied beobachtet. Emotionale Tränen führen zu einem Toxinabbau, während Tränen vom Zwiebelschneiden fast nur physiologisches Wasser enthalten.[56]

4.1.6 Blut

Lachen bewirkt eine Erhöhung der Ausschüttung der Glückshormone und eine Verminderung der immunschwächenden Hormone. Gleichzeitig kann eine verbesserte humorale und zelluläre Immunantwort, im Speichel nachgewiesen werden.[57] Sowie eine Erhöhung des Immunglobulin A, eine Steigerung der Lymphozyten, Immunglobuline und Leukozyten. Darüber hinaus wird die Produktion von Cortisol, des Wachstumshormons Somatropin, und von Adrenalin- alles Stresshormone gesenkt. Lachen fördert die Ausschüttung stimmungsaufhellender Botenstoffe und regt die Produktion schmerzstillender Endomorphine an. Außerdem senkt Lachen den Cholesterinspiegel.[58]

---

[54] vgl. Uber & Steiner, 2006, S. 123

[55] vgl. Bischofberger, 2008, S. 53

[56] vgl. Bischofberger, 2008, S. 53

[57] vgl. Bischofberger, 2008, S. 53

[58] vgl. Rütting, 2006, S. 23

4.1.7 Darm

Beim Lachen werden der Darm sowie andere innere Organe über das vibrierende Zwerchfell massiert.[59] Durch diesen Vorgang wird die Verdauung anregt.[60]

„Wer lustig ist, wird selten krank."[61]

4.2 Psychologische und emotionale Wirkungen

Schon im vorigen Jahrhundert erkannte die Wissenschaft die äußerst positive Wirkung von Humor und Lachen auf die Psyche und den Körper. Viele Philosophen haben uns immer wieder dazu ermahnt, eine Kultur der Freude zu entwickeln. Und es geht einerseits genau um diese Relativierung zum Leid, das in dieser Welt existiert, andererseits geht es um eine prinzipiell positive Lebenseinstellung. Wir Menschen haben von der Natur eine wunderbare Möglichkeit mitbekommen, das Leben zu nehmen wie es ist: Wir können lachen. [62]

„Wenn ein Tier einen tiefen Schmerz fühlt, dann schreit es. Der Mensch- als einziges Lebewesen dieser Erde- hat noch eine zweite Möglichkeit: Er kann lachen."[63]

Abb.2: Comic „Tiere"

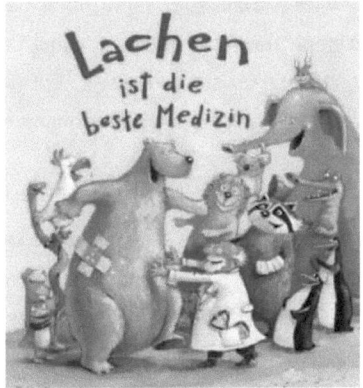

---

[59] vgl. Fachbereich SeniorInnen, 2009

[60] vgl. Rütting, 2006, S. 23

[61] Dr. Madan Kataria in Kienzl, 2005, S. 74

[62] vgl. Kienzl, 2005, S. 79

[63] Scholem Alejchem in Kienzl, 2005, S. 79

Immer wieder wird diskutiert, ob Humor ein Merkmal für den Charakter eines Menschen darstellt. Verschiedene Autoren gehen davon aus, das sich unser Sinn für Humor im Laufe des Erwachsenwerdens parallel zu unserer kognitiven Entwicklung entfaltet und im Laufe des Erwachsenwerdens parallel zu unserer kognitiven Entwicklung entwickelt und ausgestaltet. Humor scheint demnach eine Art persönliche Kompetenz darzustellen, die zumindest bis zu einem gewissen Maße erlernbar ist. Wir unterscheiden folgende drei Persönlichkeitsmerkmale:[64]

- Humor Creation (Humorproduktion): besitzt jemand diese Eigenschaft, ist er in der Lage spontan humorvoll zu agieren.
- Humor Appreciation (Humorwertschätzung): jemand mit dieser Eigenschaft ist empfänglich für humorvolle Reize und Situationen.
- Humor Coping (Bewältigungshumor): bezeichnet die Fähigkeit, mit Hilfe von Humor Stress oder Konflikte zu bewältigen.[65]

Kant schreibt in seiner Kritik der Urteilskraft: „Voltaire sagt, der Himmel habe uns zum Gegengewicht gegen die vielen Mühseligkeiten des Lebens zwei Dinge gegeben: Die Hoffnung und den Schlaf. Er hätte noch das Lachen dazu rechnen können". Als guter Philosoph hat Kant gewusst, dass Lachen ein sehr wesentliches Element der menschlichen Existenz darstellt. Vor und nach ihm haben viele Philosophen über das Lachen und den Humor nachgedacht- Platon, Hobbes, Bergson, und Plessner können hier erwähnt werden.[66]

Es ist wissenschaftlich belegt, dass sich eine negative Grundstimmung langfristig negativ auf die Gesundheit und das Wohlbefinden auswirken kann (Depression, Traurigkeit, Sorgen, Angst oder das dauernde Gefühl von Stress oder Belastung). Durch die Förderung von Heiterkeit im Alltag können die Wirkungen von Depressionen, Sorgen usw. verschwinden oder gehemmt werden.[67]

---

[64] vgl. Siegel, 2005, S. 20

[65] vgl. Siegel, 2005, S. 21

[66] vgl. Zijderveld, 1976, S. 51

[67] vgl. Effinger, 2008, S. 93

Im Gehirn ist ein sogenanntes mesotelencephale Belohnungssystem. Es ist ein Teil des limbischen Systems und gehört zum entwicklungsgeschichtlich ältesten Bereich unseres Gehirns. Das limbische System wird auch Reptilienhirn genannt, weil wir Menschen es nicht nur mit Elefanten, Hasen und Ratten, sondern auch mit Schlangen, Schildkröten und Krokodilen gemeinsam haben.[68]

Wenn wir lachen, passieren in diesem mesotelencephalen Belohnungssystem erstaunliche Vorgänge. Einer davon hängt eng mit der Gesundheit und den Selbstheilungskräften des Körpers zusammen.[69]

Das Lachen befreit uns von konventionellen, moralischen und logischen Zwängen und trainiert uns für das Verstehen der plötzlichen Veränderung einer Situation. Die Befreiung von Konvention und Logik ist jedoch eine der Grundvoraussetzungen für Kreativität, für noch nie gedachte Ideen und überraschende Lösungen.[70]

Lachen ist ein Ausdruck der vollkommenen Spannungslösung. Wir steigen aus der Selbstkontrolle aus und überlassen uns der Weisheit des Körpers und dadurch kann die blockierte Lebensenergie wieder frei fließen. Eine ähnliche Entspannung ist auch in der Sexualität der Fall. Lachen ist wie ein Orgasmus, der Höhepunkt einer vorangegangenen positiven Stimmungslage.[71]

Lachen reduziert viele negative Effekte des Lebens, ist ein Energiespender und ein durchaus geeignetes Mittel zur Steigerung des Wohlbefindens, denn es entspannt uns sofort.[72]

---

[68] vgl. Uber & Steiner, 2006, S. 15
[69] vgl. Uber & Steiner, 2006, S. 15
[70] vgl. Uber & Steiner, 2004, S. 93
[71] vgl. Kienzl, 2005, S. 19
[72] vgl. Kienzl, 2005, S. 19

Freud interpretierte das Lachen primär als einen Machanismus, womit psychische Energie abgeführt werden kann. Das Lachen verursacht nach ihm eine psychische Entladung und Entspannung, die wieder eine Lusterfahrung bewirkt. Dies trifft vor allem im Falle des Lachens als einer Reaktion auf einen Witz zu: Man hört, dass in einem Witz Dinge gesagt werden, die man selbst unterdrücken würde, und auf diese Weise erspart man sich eben die psychische Energie, die man für diese Unterdrückung notwendig hätte.[73]

Humor hat viele positive Wirkungen, nun möchte die Autorin einige emotionale und kognitive Wirkungen aufzeigen:

Humor ermöglicht, Gesundheitsbeeinträchtigungen ins Leben zu integrieren: Über sich selbst lachen zu können bedeutet, eigene Schwächen einzugestehen und sich als unvollkommenen Mensch zu schätzen.[74]

„Wer lacht, ist mit sich selbst zufrieden."[75]

Humor ist ein Zeichen der Offenheit, und des Vertrauens. Wenn Humor mit anderen Menschen stattfinden kann und verstanden wird, entsteht schnell ein Gefühl des Vertrauens. Voraussetzung ist, dass dieses Vertrauen nicht missbraucht wird. Bei bissigem Humor ist daher immer eine große Portion Wohlwollen erforderlich.[76]

Durch Humor werden die Persönlichkeit oder die Krankheit besser akzeptiert: Humor verleiht die Macht, sich nicht in der Opferrolle zu verlieren und ermöglicht es dadurch die Persönlichkeit weiter zu entwickeln.[77]

---

[73] vgl. Zijderveld, 1976, S. 52

[74] vgl. Bischofberger, 2008, S. 49

[75] Kienzl, 2005, S. 90

[76] vgl. Bischofberger, 2008, S. 49

[77] vgl. Bischofberger, 2008, S. 50

Humor ist ein Ausdruck innerer Harmonie: Harmonie entsteht, wenn man unange-
nehmen und beschämenden Dingen im Leben mit heiterer Gelassenheit zu nehmen lernt.[78] Somit ebnet Lachen die psychologische Hemmschwelle.[79]

Humor hilft, die Perspektive angesichts chronischer Krankheiten zu verschieben:
Heitere Gelassenheit hilft, missliche Situationen mit Schmunzeln oder gar Lachen
zu kommentieren. Vaillant zählt Humor zu einem von fünf Mechanismen, die von
Menschen für die erfolgreiche Bewältigung von widrigen Umständen genutzt werden.[80]

Humor kann negativen Stress abbauen: Negativer Stress wirkt einengend auf
Körper und Geist. Eine humorvolle Sichtweise kann anspannungsreiche Situationen auflockern und entspannen.[81]

Humor kann Unannehmlichkeiten vermindern: Humor ist ein Zeichen von Macht,
die eine gewisse Distanz zum Leben ermöglicht. Angsteinflößende Situationen
können ins Absurde abgetan werden und verlieren dadurch ihren Schrecken.[82]

Humor kann Ablenkung verschaffen: Humor als Ablenkung führt dazu, der Krankheit und den Symptomen im Leben einen weniger bedeutenden Platz einzuräu-
men.[83] In mehreren gut kontrollierten Laborstudien ist gezeigt worden, dass kurzfristige Erheiterung die Schmerzwahrnehmung und -empfindlichkeit senkt. Diese
kurzfristige Wirkung dürfte vor allem auf Ablenkung zurückzuführen sein, also darauf, dass weniger Aufmerksamkeit auf den Schmerz gerichtet wird. Die Schmerz-
empfindlichkeit ist natürlich nur solange niedriger, solange man erheitert ist.[84]

---

[78] vgl. Bischofberger, 2008, S. 50
[79] vgl. Kienzl, 2005, S. 90
[80] vgl. Bischofberger, 2008, S. 50
[81] vgl. Bischofberger, 2008, S. 50
[82] vgl. Bischofberger, 2008, S. 50
[83] vgl. Bischofberger, 2008, S. 50
[84] vgl. Effinger, 2008, S. 91

Humor hilft zur besseren Kontrolle in angsteinflößenden Situationen: Zahlreiche Situationen im Zusammenhang mit Krankheit oder mit dem Gesundheitswesen sind angsteinflößend. Eine heitere und scherzende Geisteshaltung hilft auch in diesen Umständen.[85]

„Der Humor trägt die Seele über Abgründe hinweg und lehrt sie mit ihrem eigenen Leid Spielen."[86]

4.3 Soziologische Auswirkungen

In der Soziologie wird das Phänomen Humor als eine Form der sozialen Beziehungsgestaltung betrachtet: Humor ist immer in ein soziales Umfeld eingebettet. Dabei kann der Humor verschiedene Aufgaben erfüllen, z.B. die Förderung des Gruppenzusammenhaltes, die Billigung oder die Missbilligung eines Verhaltens.

Die sozialen Theorien des Humors gehen davon aus, dass der Humor eine sozial verbindende Eigenschaft besitzt. Dies macht sich innerhalb einer Gruppe durch eine Stärkung des Solidaritäts- und Kohäsionsgefühls bemerkbar.[87]

Der Entwicklungspsychologe McGhee versteht die Fähigkeit eines Kleinkindes, mit Humor auf bestimmte Reize zu reagieren, als wichtigen Ausdruck sozialer Kompetenz. Er geht auch davon aus, dass Humor die kommunikative Kompetenz des Kindes fördert. Durch Humor wird die Interaktion erleichtert und es entsteht eine angenehme Atmosphäre. „Dadurch wird das soziale Interesse des humorvollen Kindes und dessen soziale Akzeptanz zwanglos gefördert, denn es ist schwierig, jemanden nicht zu mögen, der uns zum Lachen bringt."[88]

---

[85] vgl. Bischofberger, 2008, S. 49
[86] Anselm Feuerbach in Große Zitatebuch, 1984, S. 635
[87] vgl. Siegel, 2005, S. 21
[88] vgl. Siegel, 2005, S. 25

Humor hilft also beim Aufbau sozialer Beziehungen. Robinson meint dazu: „Er hilft das Eis zu brechen, nimmt dem anderen die Angst vor dem Unbekannten, gibt ihm Vertrauen und lässt ein Kameradschaftsgefühl entstehen." So gesehen hat Humor „Nähewirkung". Außerdem fördert er das Zusammengehörigkeitsgefühl einer Gruppe. Berger erklärt sich das so: „Wer zusammen lacht, gehört zusammen."[89]

Emotionen und Stimmungen sind ansteckend, oft ohne dass wir dies bewusst registrieren. Wenn wir mit einem traurigen Menschen zusammen sind, fühlen wir uns meistens selbst deprimiert. Sind rund um uns fröhliche und lachende Menschen, verbessert sich automatisch auch unsere eigene Stimmung. Schon das Betrachten eines fröhlichen Menschen macht uns selbst ein wenig heiterer. Eine der Ursachen hierfür ist, dass wir- automatisch und ohne es zu merken- vor allem den Gesichtsausdruck, aber auch die Körperhaltung und die Sprachmelodie eines Menschen, den wir anschauen und mit dem wir gerade Kontakt haben, nachahmen. Durch unseren so veränderten Gesichtsausdruck wird auch unsere Stimmung beeinflusst.[90]

Mit wissenschaftlichen Methoden kann man zeigen, dass sich die eigenen Gesichtsmuskeln bereits nach sehr kurzer Zeit automatisch an den Gesichtsausdruck der Person anpassen, die man anschaut. Das gilt selbst dann, wenn einem gar nicht bewusst ist, dass man ein lächelndes Gesicht sieht.[91]

Ein Beispiel: Lächeln wir den Busfahrer oder die Kassiererin im Supermarkt an, dann lässt sich beobachten, dass die Mundwinkel des angelächelten Menschen nach oben gehen. Menschen unterscheiden sich zwar darin, wie schnell und wie stark sie angesteckt werden, doch dieses „Lachfeedback" funktioniert sicher. Voraussetzung ist, dass man Blickkontakt hält.[92]

---

[89] vgl. Siegel, 2005, S. 26
[90] vgl. Uber & Steiner, 2004, S. 81
[91] vgl. Uber & Steiner, 2004, S. 81
[92] vgl. Uber & Steiner, 2004, S. 81

4.4 Unerwünschte Wirkungen

So positiv und lebensbejahend Humor auch sein kann, er hat auch eine andere Seite. Humor kann andere verletzen und Minderwertigkeits-, Ohnmacht- und Angstgefühle in ihnen auslösen und verstärken, auch wenn der Humorinitiator das nicht bezweckt hatte.[93] Es gibt sogar einen Fachausdruck der die Angst vor dem ausgelacht zu werden beschreibt, die Gelotophobie.[94]

Humor ist wie alle Arten der Kommunikation der Gefahr ausgesetzt, missverstanden zu werden und so Menschen eher zu entzweien als sie zusammen zu führen.[95]

Zum Beispiel:
Eine 80-jährige Frau mit blondgefärbten Haaren, die ihr Alter zwischen 47 und 55 anzugeben pflegte, kam wiederholt ohne Termin in das Krankenhaus und bestand stets darauf, sofort den Arzt sehen zu wollen. Die Schwester sagte scherzhaft: „Na, so hübsch wie Sie sind, wird er Sie auch sofort sehen wollen!" Die Patientin fand dies natürlich nicht komisch und reagierte ablehnend.[96]

Humorvoll gemeinte Aktionen können andere als ausgesprochen humorlos empfinden, vor allem, wenn es dem Humorinitiator an der nötigen Sensibilität für die Situation und/ oder für seinen Gegenüber fehlt. Auch beim Humor gibt es den berühmten „Elefanten im Porzellanladen."[97]

Manchmal wird Humor aber auch bewusst eingesetzt, um andere zu verletzen und zu demütigen. So können sarkastische und zynische Bemerkungen kränken und eine Art Waffe im Umgang mit anderen sein.[98]

---

[93] vgl. Siegel, 2005, S. 31
[94] vgl. Titze, 2007, S. 288
[95] vgl. Siegel, 2005, S. 31
[96] vgl. Siegel, 2005, S. 31
[97] vgl. Siegel, 2005, S. 31
[98] vgl. Siegel, 2005, S. 31

Zum Beispiel:

Bei der Rückgabe der Prüfungsleistungen sagt der Lehrer zu einem Schüler: „Gratulation zu deiner Leistung. Eine so schlechte 5 habe ich noch nie gesehen." Die ganze Klasse kichert, der Schüler ist betroffen und schweigt.[99]

Damit der Humor beim anderen ankommt, muss sich der Humorempfänger vom Humorproduzenten ernst genommen fühlen. Sonst besteht die Gefahr, dass dieser sich ausgelacht und lächerlich gemacht fühlt. Ebenso kann Humor bewusst missbraucht werden, um andere zu verletzen, vor allem dann, wenn durch eine humorvolle Bemerkung oder eine humorvolle Aktion eine Geringschätzung des Gegenübers zum Ausdruck kommt. Es kommt auch vor, dass aggressives Verhalten und eine feindselige Haltung anderen gegenüber mit Humor getarnt werden. Humor kann in einem solchen Zusammenhang als Deckmantel für Machtausübung, Aggression, Besserwisserei und vieles andere mehr missbraucht werden. Dieser Deckmantel lässt den Opfern oft keine Möglichkeit, sich zu wehren, weil sie Angst haben müssen, humorlos zu erscheinen.[100]

In der Humorliteratur wurde immer wieder darauf aufmerksam gemacht, dass Humor auch unerwünschte Wirkungen haben kann. Aus dem Jahr 1983 findet sich dazu eine kurze Liste:[101]

- Wenn Humor nicht angebracht und unsensibel ist,
- wenn der Humorstil langweilig und ermüdend ist,
- wenn die Arbeitsqualität abnimmt,
- wenn zu stark auf die stressreduzierende Kraft gesetzt wird, ohne andere Bewältigungsstrategien zu berücksichtigen,
- wenn Humor zur falschen Zeit als Intervention eingebracht wird.[102]

---

[99] vgl. Siegel, 2005, S. 31

[100] vgl. Siegel, 2005, S. 31

[101] vgl. Bischofberger, 2008, S. 84

[102] vgl. Bischofberger, 2008, S. 84

Bei einer Beschäftigung mit Humor im Pflege- und Gesundheitswesen sollte auch auf mögliche Risiken hingewiesen werden. Im besten Fall ist der Humor einfach nutzlos, im schlimmsten Fall beschämt, verletzt und verärgert er das Gegenüber. Die Gefahr dafür ist gerade bei abfälligen, zynischen und sarkastischem Humor sehr groß. Gefühle von Hilflosigkeit, Minderwertigkeit und Ausgelachtwerden, die manchem Patienten aus der Kindheit gut bekannt sind, können durch missverstandene, humorvoll gemeinte Äußerungen reaktiviert werden und führen zu Vertrauensverlust. Humor kann also auch Türen verschließen und nicht nur öffnen. Mögliche Ursachen dafür sieht Lotze in der:[103]

- „kognitiven Fehleinschätzung (z.B. Überforderung, mangelhafte Einbeziehung der Humorerfahrungen)
- emotionalen Fehleinschätzung (z.B. der Situation des Pflegeempfängers)
- sozial- kommunikativen Fehleinschätzung (z.B. des Willens/ Vermögens des Pflegeempfängers)
- materiell- gegenständlichen Fehleinschätzung (z.B. falsch gewählter Humorstimulus)"[104]

Humor kann nicht nur fehlschlagen er kann missbraucht werden, z.B. um den Patienten lächerlich zu machen, um sich selber zu profilieren, um feindselige Bemerkungen zu tarnen. Solche Humorinterventionen richten sicher Schaden an. Hirsch bemerkt passend dazu: „ Was kränkt, macht krank."[105]

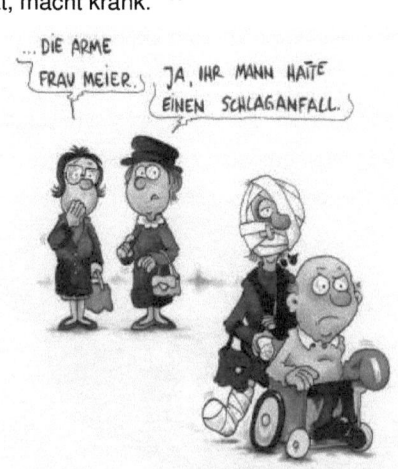

Abb. 3: Comic „Schlaganfall"

---

[103] vgl. Siegel, 2005, S. 53

[104] vgl. Siegel, 2005, S. 53

[105] vgl. Siegel, 2005, S. 53

5 Lachtherapie

5.1 Verschiedene Arten der Lachtherapie

Die Kenntnis der revolutionären Kraft des Lachens ist wohl weltweites Kulturgut. Zumindest erreicht uns aus Japan eine Geschichte mit vergleichbarer Botschaft und einem zusätzlichen, dem Abendland bislang fremden Aspekt.[106]

Die Geschichte spielt in Kawabe- cho, einem kleinen Dorf auf der Insel Hondo, und handelt von der wunderschönen Shintogöttin Niutsuhime. Vor langer Zeit machte sich Niutsuhime auf eine Reise. Sie flog aus ihrem Schrein und über die verwachsenen Kiefern eines kleinen Walds hinweg. Dabei verfing sich ihr langer, seidener Kimono in einem der Äste und die Göttin war mit einem Mal splitternackt. Als die Bauern auf den Reisfelder dies sahen, erschraken sie zuerst, dann schütteten sie sich aus vor Lachen. Das wiederum brachte Niutsuhime in Zorn und Rage und, wieder zurück in ihrem Schrein, sann sie auf Rache. Sie ließ es regnen, so sehr, dass die Reisfelder in den Fluten ertranken, kleine Bäche zu reißenden Flüssen anschwollen und alle Fische hinweg spülten, sie schickte Legionen von Ratten, die sich über die Reiskammern der Bauern hermachten.[107]

Bald litten die Menschen schrecklichen Hunger, doch trotz aller Gebete und Opfer blieb die Göttin unversöhnlich. Als nichts mehr half, kam ein Kind auf eine wahrlich kindliche Idee: „Wir ziehen uns komische Kleider an, wir machen lustige Sachen, wir lachen, soviel wir können, und ziehen den Berg hinauf zu Niutsuhimes Schrein. Wenn sie uns so sieht, muss sie bestimmt selbst lachen. Und wenn sie lacht, wird auch die schlechte Zeit ein Ende haben." [108]

---

[106] vgl. Uber & Steiner, 2004, S. 36

[107] vgl. Uber & Steiner, 2004, S. 36

[108] vgl. Uber & Steiner, 2004, S. 37

So kam es dann auch: Die Menschen der Gegend versammelten sich zu einer Lachprozession, schnitten Grimassen, die Männer geben sich als Frauen aus und die Frauen als Männer. Dann machte sich der kichernde Tross auf den Weg zu Niutsuhime. Kaum war die vor Lachen sich biegende und schüttelnde Prozession angekommen, schaute die verärgerte Göttin hinter dem Torbogen ihrer Behausung hervor. Ein kurioser Anblick bot sich ihr, der erst ein Schmunzeln und dann ein Lachen in ihre eben noch finstere Miene zauberte. Schließlich lachten alle zusammen- und wirklich: Alles wurde wieder gut. So hat sich Niutsuhime mit Lachen besänftigen lassen.[109]

Weil aber den Launen einer Göttin nicht so recht zu trauen ist, wiederholen die Leute von Kawabe-cho ihre Lachprozession bis auf den heutigen Tag, immer Anfang Oktober, wenn die Ernte eingefahren ist, zur Sicherheit, damit die Göttin freundlich gesonnen bleibt.[110]

Die Vorstellungen vom Lachen als einer kraftvollen Quelle spirituellen Energie, die sogar Einfluss auf das Wollen und handeln der Götter hat, findet man auch im japanischen Zen, wo Lachen als Erkenntnis- und Erleuchtungsweg praktiziert wird.[111]

Seit 2000 gibt es in der gerontopsychiatrischen Abteilung des Krankenhauses Bonn, eine sogenannte Humorgruppe. Diese Gruppe trifft sich einmal wöchentlich für eine Stunde und besteht aus maximal zehn Teilnehmern. Die teilnehmenden Patienten leiden unter depressiven, narzisstischen, psychosomatischen und/ oder Angststörungen. Für demente Patienten ist die Gruppe nicht geeignet.[112]

---

[109] vgl. Uber & Steiner, 2004, S. 37
[110] vgl. Uber & Steiner, 2004, S. 37
[111] vgl. Uber & Steiner, 2004, S. 37
[112] vgl. Siegel, 2005, S. 60

Die Gruppenaktivitäten sind bunt gemischt, so werden z.b. Witze, lustige Ereignisse aus dem Stationsalltag und Missgeschicke erzählt oder Einzelne berichten oder führen in Rollenspielen heitere Geschichten aus ihrem Leben vor. Darüber hinaus werden lustige Filme gezeigt. Außerdem steht immer ein Sack voll komischer Gegenstände in der Mitte, in dem sich z.b. Pfeifen, komische Brillen,... befinden.[113]

Viel Ungewöhnliches wird in der Gruppe geübt: z.b. Grimassen schneiden vor dem Spiegel, Sketche spielen oder das Nachspielen aberwitziger Situationen. Bis zur nächsten Gruppenstunde hat jeder Patient die Aufgabe, eine heitere Geschichte oder einen Witz mitzubringen. [114]

Interessanterweise lösen die erzählten Missgeschicke bei den anderen Gruppenmitgliedern nicht immer nur Fröhlichkeit, sondern mitunter auch Neid aus: gerne würde man selber so etwas erleben, um es dann auch weiter erzählen zu können. Auf diese Weise wird vermittelt, dass Missgeschicke auch fröhlich bewältigt werden können und nicht totales Versagen bedeuten.[115]

Am meisten positive Wirkungen besitzt das Lachen ohne Grund. Leider haben viele Menschen mit dem Lachen ohne Grund ein Problem. Der Versand sagt: „Über einen Witz kann ich lachen. Doch einfach so lachen, ohne Grund: Wie soll das denn gehen? Und für was soll das gut sein?"[116]

---

[113] vgl. Siegel, 2005, S. 60

[114] vgl. Siegel, 2005, S. 60

[115] vgl. Siegel, 2005, S. 60

[116] vgl. Rüttinger, 2008, S. 13

Das Lachen als Lebensbewältigungshilfe hat eine uralte Tradition, erlebt heute jedoch eine Renaissance. Nachdem der indische Arzt Dr. Madan Kataria in den Straßen Bombays ganze Menschenmassen zum Lachen brachte, haben sich weltweit mehr als 300 000 Menschen in Lachclubs zusammengeschlossen. Das vermehrte Augenmerk auf Humor und lachen breitete sich von Indien nach Amerika aus.[117]

Lachtherapeuten und „Clown- Doktoren" arbeiten äußerst erfolgreich, nicht nur in Kinderkliniken, auch Erwachsene lernen in Seminaren durch Lachen und Rollenspiele, ihre innere Heilungskraft zu mobilisieren. Seit neuesten treffen sich Humorforscher (Gelotologen) sogar jährlich zu Lachkongressen und tauschen ihre Erfahrungen darüber aus, wie man am besten lacht. Denn dass Lachen die beste Medizin ist, diese alte Volksweisheit gibt es auch heute noch, auch wenn sie viel zu wenig beherzigt wird.[118]

Es gibt unzählige verschiedene Arten von Lachtherapien, hier einige Beispiele:
- Lachkoffer/ Gelächterwagen
- Humorzimmer
- Humorbuch
- Lachyoga
- Clowns

„Lachen ist die billigste und effizienteste Wunderdroge- eine universelle Medizin."[119]

5.2 Clowns

Im darauffolgenden Teil möchte die Autorin auf die folgenden ausgewählte verschiedene Clownarten eingehen, den CliniClown, den Gericlown und den Psychiatry Clown.

---

[117] vgl. Rüttinger, 2008, S. 13
[118] vgl. Rüttinger, 2008, S. 13
[119] Bertrand Russell in Kienzl, 2005, S. 82

5.2.1 CliniClowns

Die positive Wirkung von Humor ist eine unglaublich faszinierende Möglichkeit, die zeigt, dass eine relativ einfache psychologische Intervention eine nachweisbare biologische Wirkung haben kann, worauf mittlerweile auch viele Untersuchungen hinweisen. Es ist daher wirklich schade, dass die verschiedenen Aspekte des Humors nicht öfter ganz bewusst eingesetzt werden- und zwar sowohl im Alltag als auch zur Gesundheitsförderung.[120]

Eine der ganz großen Ausnahmen sind die Clowns, die für gute Laune im Krankenhaus sorgen. Mit Erfolg aufgegriffen hat diese alte, aber grandiose Idee Dr. Hunter „Patch" Adams, der seit mehr als 30 Jahren gegen den grauen Alltag in der Medizin ankämpft. Seine Devise ist „Freundschaft, Liebe und Humor sind die beste Medizin". [121]

Kreichgauer beschreibt: „Schon 1971 entdeckte Dr. „Patch" Adams, dass Patienten schneller genesen wenn sie öfter lachen. Der breiten Öffentlichkeit wurde er jedoch erst 1999 durch die Verfilmung seines Lebens und seiner Aktivitäten bekannt. Seiner Meinung nach ist Lachen oft die beste Medizin, daher tritt er selbst vor seinen Patienten als Clown auf und arbeitet mit erfrischenden bzw. verrückten Methoden."[122]

In Arlington USA, gründete er ein Humor Krankenhaus, das „Gesundheit! Instiute". Seit Beginn der 90er Jahren wurden seine Ideen auch in Europa populär.[123]

---

[120] vgl. Kienzl, 2005, S. 14

[121] vgl. Kienzl, 2005, S. 14

[122] Kreichgauer, 2010

[123] vgl. Kreichgauer, 2010

Bei einem Spitalsaufenthalt haben Angst, Schmerzen, Traurigkeit und Ungewissheit zumeist Oberhand. Doch ganz egal, ob Kind oder Erwachsener: Die psychische Befindlichkeit spielt beim Heilungsprozess eine große und oftmals unterschätzte Rolle. Die Clowns „entführen" die Menschen in ein Reich der Fantasie, in dem es weder Leid noch Trostlosigkeit gibt. Diese heilsamen Gefühle wirken sich dann im „normalen" Spitalsalltag erfahrungsgemäß sehr positiv aus.[124]

Wenn es also möglich ist, dass zum Beispiel durch belastende Erlebnisse oder durch negativen Stress körperliche und psychische Leiden entstehen können, wie das die Erkenntnisse der Psychosomatik nachweisen, so muss dies auch umgekehrt der Fall sein. Das bedeutet nämlich dass durch gute Laune, Humor, positive Einstellungen und Lachen die Gesundheit gefördert oder erhalten werden kann.[125]

Seit 1991 sind z.B. in österreichischen Spitälern unter anderem die CliniClowns unterwegs. Die sogenannten CliniClowns waren die ersten Spitalsclowns Europas. Diese „schrägen" Spaßmacher bringen mittlerweile nicht nur Kinder, sondern auch Erwachsene etwa in der Geriatrie oder auf Krebsstationen zum Lachen.[126]

5.2.2 Gericlowns

Einen Clown in einem Kinderkrankenhaus anzutreffen, gehört mittlerweile zum Alltag. Anders ist es jedoch mit den sogenannten „Gericlowns", die ältere Menschen in Alten- und Pflegeheimen besuchen. Dabei stoßen sie auch auf mancherlei Vorurteil und Skepsis, wie z.B. „alte Menschen sind doch keine Kinder" oder „werden die alten Menschen überhaupt ernst genommen?". Dabei ist es wichtig zu wissen, dass Clowns mit alten Menschen anders umgehen und arbeiten als mit Kindern. Hier ist der Clown kein Zirkusclown, dem ständig Missgeschicke passieren. Der Gericlown hat es sich hingegen zur Aufgabe gemacht, die Fähigkeit des Lachens bei den älteren Menschen wieder hervorzurufen.[127]

---

[124] vgl. Kienzl, 2005, S. 14
[125] vgl. Kienzl, 2005, S. 14
[126] vgl. Kienzl, 2005, S. 14
[127] vgl. Siegel, 2005, S. 63

Der Clown ist liebevoll und respektvoll im Umgang mit den anderen. Er versucht ein bisschen Unbeschwertheit und eine humorvolle Atmosphäre in den Heim- und Pflegealltag zu bringen, um so zum Lachen und Fröhlich- Sein anzuregen. [128]

„Der Gericlown verbündet sich mit dem Emotionalen des Kranken, spürt dessen inneren Frohsinn auf und fördert diesen, sich auch zu zeigen."[129]

Ein Clown im Alten- und Pflegeheim kann für die Bewohner eine willkommene heitere Abwechslung zum Alltag bieten, sowie die Aufmerksamkeit am Alltagsgeschehen verstärken. Natürlich sind Clowns weder in Kinderkliniken noch in Alten- und Pflegeheimen ein Allheilmittel gegen die Schwierigkeiten, die vielen solch ein Aufenthalt bereitet. Dennoch bringt vielen Patienten der Besuch eines Clowns zumindest kurzfristig Freude und die Möglichkeit, sich auf etwas anderes, Heiteres zu konzentrieren.[130]

5.2.3 Psychiatry Clowns

„Das kannst Du doch nicht machen. Du nimmst Dir doch jede Chance ernst genommen zu werden, wenn Du in der psychiatrischen Pflege eine rote Nase aufsetzt!" wird eine der ersten Reaktionen sein. Oder: „Den Clown kannst Du in der Gerontopsychiatrie oder in der Arbeit mit psychisch kranken Kindern und Jugendlichen machen, aber nicht bei uns auf der Akutabteilung." Wer sich so äußert, ist auf dem besten Weg, die Abwehr gegen humorvolle Interventionen für alle Menschen gleichermaßen durchzusetzen.[131]

---

[128] vgl. Siegel, 2005, S. 63

[129] Rolf Dieter Hirsch in Siegel, 2005, S. 63

[130] vgl. Siegel, 2005, S. 63

[131] vgl. Bischofberger, 2008, S. 164

Hier setzt der Clown sozusagen ein Gegenmittel, zur permanenten Ernsthaftigkeit ein. Vor allem gehört Mut dazu, in einer Welt den Clown zu spielen, in der die „Verrückten" behandelt werden. Ein Clown setzt als Minimalverkleidung die rote Nase auf oder malt sich einen roten Punkt auf die Nasenspitze und ist der Clown. In diesem Kostüm, so klein es auch sein mag, bietet er sich als Projektionsfläche für bestimmte Klischees und Rollen an. Wenn der Clown die rote Nase abnimmt und wieder auf jemanden zugeht, dann kommt es zu einer direkten Begegnung. Es ist kein Spiel mehr, es ist keine Rolle vorgegeben. Vielleicht hat sich der Clown eine Rolle ausgedacht, doch wenn ist sie nur ihm bekannt und nicht sofort durchschaubar. Die Kunst der humorvollen Provokation verbindet die Rolle des Clowns mit der des Provokateurs.[132]

Als Kostüm dient das Auftreten, es ist selbstironisch von vorneherein mehrdeutig. Es bleibt dem Gegenüber die Freiheit, die Provokation als Scherz zu verstehen: War das jetzt ein Witz oder war das keiner? Der humorvolle Provokateur lässt die Aussagen durch sein etwas wunderliches Erscheinungsbild als etwas Verrücktes wirken.[133]

Im Rahmen eines Pilotprojektes haben sich Clownbesuche bei erwachsenen, psychiatrisch diagnostizierten Personen im stationären Bereich als sinnvoll erwiesen. In einer 6- wöchigen Phase mit einem Auftritt pro Woche wurde beobachtet, dass sich die Einstellung zum Alltag und zur Krankheit positiv gewandelt hatte.[134]
Dies ist ein Hinweis auf positive Effekte der Clowns und Anlass dazu, weitere Projekte dieser Art zu veranlassen.[135]

---

[132] vgl. Bischofberger, 2008, S. 164
[133] vgl. Bischofberger, 2008, S. 164
[134] vgl. Bischofberger, 2008, S. 164
[135] vgl. Bischofberger, 2008, S. 164

5.3 Umsetzung in die Pflege

Zu diesem Thema wurde von der Autorin ein Pflegestandard für „Humor und Lachen in der Pflege" im Anhang unter „Anhang 1" angefügt. In diesen Pflegestandard sind die Ziele des Standards und die Zielgruppe, sowie Strukturierungen z.B. Voraussetzungen, Zugang und Gestaltung des Umfeldes. Außerdem sind die Prozesskriterien genau beschrieben, damit sind die Definitionen von Humor und Humorinterventionen, als auch die Pflegeanamnese, die Pflegeplanung und einige Humorinterventionen gemeint. Über dies hinaus weißt der Pflegestandard über eine genaue Beschreibung von Ergebniskriterien auf. Dieser Standard ist eine echte Hilfe, wenn man in einer Institution oder nur auf einer Station, Humor als Ressource im Umgang mit Krankheit und Leid erkennen und nutzen möchte.

5.3.1 Voraussetzung

Für den Einsatz von Humor im Umgang mit Patienten sollte sich die Pflegekraft darüber klar werden, über was sie selbst lacht und was sie als humorvoll empfindet. Darüber hinaus sollte sie sich ihrer Wirkung auf andere bewusst werden, also wie ihre Mimik, Gestik, ihre Witze etc. auf andere wirken. Ein Feedback von Kollegen und Patienten kann dabei wertvolle Hilfe leisten. Eine solche Reflexion über die intro- und extrovertierte Seite des eigenen Humors ermöglicht eine differenziertere Wahrnehmung des Humors anderer Menschen.[136]

Der Einsatz von Humor setzt also ein hohes Maß an Selbsterkenntnis, Fähigkeit und Selbstreflexion und Erfahrung voraus. Jedoch sollte man auch über ein Gespür für die Grenzen der Humorintervention verfügen.[137]

Wer humorvoll pflegen will, sollte selber über eine gute Portion Humor verfügen. Besserwisserei, Machtgefühle, Aggression und Feindseligkeit dem andern gegenüber sind beim Humor kontraproduktiv.[138]

---

[136] vgl. Siegel, 2005, S. 49
[137] vgl. Effinger, 2008, S.38
[138] vgl. Siegel, 2005, S. 49

Trotz Humor sollte der Patient immer das Gefühl haben, ernst genommen zu werden. Das bedeutet, dass die betreuende Pflegekraft den Ernst einer Situation, wie die einer Krankheit, eines Heimaufenthalts etc. wahrnehmen muss, um das richtige Maß und die richtige Form von Humor zu finden, bzw. um sensibel dafür zu sein, wann eine humorvolle Intervention unangebracht ist. Der Ernst einer Situation sollte trotz Humor nicht verharmlost werden. Je besser man dabei einen Patienten mit seinen Vorlieben und seinem Sinn für Humor kennt, desto einfacher wird es sein, die passende Humorspritze zu setzen.[139]

Abb. 4: Comic „Pflege"

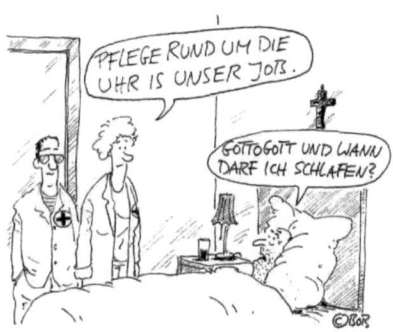

Beim Einsatz von Humor ist vor allem wichtig, dass die Beziehung zum Patienten von Wertschätzung geprägt ist, so dass der Gegenüber nicht den Eindruck gewinnt, dass über ihn, sondern vielmehr dass mit ihm gelacht wird. Die Qualität der Beziehung ist also eine entscheidende Komponente beim Einsatz von Humor. Das richtige Timing ist beim Einsatz von Humor das A und O. Dazu bedarf es einer aufmerksamen und einfühlsamen Krankenbeobachtung. Viele erfahrene Humoranwender betonen, dass Humor nicht aufgrund einer bestimmten medizinischen oder pflegerischen Diagnose ausgeschlossen werden sollte. Grundlage für die Anwendung von Humor sollte vielmehr eine gute Beziehung zum Patienten und das Kennen der Humorvorlieben des anderen sein.[140]

---

[139] vgl. Siegel, 2005, S. 49
[140] vgl. Siegel, 2005, S. 49

Ein verbal oder nonverbal ausgedrücktes „Nein" eines Patienten auf ein Humoran-
gebot muss auf jeden Fall ernst genommen werden. Der amerikanische Humor-
arzt Patch Adams verlangt, dass jeder Patient die Möglichkeit hat, selber ent-
scheiden, ob er mit oder ohne Humor behandelt werden möchte.[141]

5.3.2 Interventionsbeispiele

Ziel von Humorinterventionen ist es, Humor als gleichwertige Intervention zu anderen professionellen Angeboten in der Pflege zur Verfügung zu stellen. Das bedeutet auch, dass Pflegefachpersonen nicht nur warten, bis Humor bei den Patienten
als Startzeichen erkennbar ist. Vielmehr können Humorinterventionen dank anam-
nestischen Informationen auch aktiv in das pflegerische Handeln einfließen. Im
Laufe der Jahre sind zahlreiche Interventionsmöglichkeiten in unterschiedlichen
Situationen entwickelt und erprobt worden.[142]

Die folgenden Beispiele geben einen Überblick an Ideen, für Pflegeinterventionen:

Humor thematisieren: Mit Patienten und Kollegen eine Diskussion über Humor
anregen, z.B. anhand von Zeitungs- und Zeitschriftenartikeln, Kinofilmen, der eigenen Pflegepraxis, Erlebnissen mit Kindern oder Tieren, etc. Dadurch wird die
Wahrnehmung von Humor zunehmend kultiviert.[143]
Besonders gewisse humorvolle Tage wie Fasching oder der erste April eignen
sich gut dazu, Humor zu thematisieren. Streiche und Scherze werden an solchen
Tagen auch von Humormuffeln eher akzeptiert.[144]

Humordefinition formulieren: Als Einstieg in die Humor- Diskussion, beispielsweise
innerhalb eines Pflegeteams, ist es sinnvoll zu fragen, was jedes Teammitglied
unter Humor versteht.[145]

---

[141] vgl. Siegel, 2005, S. 50

[142] vgl. Bischofberger, 2008, S. 77

[143] vgl. Bischofberger, 2008, S. 77

[144] vgl. Siegel, 2005, S. 58

[145] vgl. Bischofberger, 2008, S. 77

Humortagebuch führen: Das Humortagebuch ist eine Möglichkeit, spontanen und geplanten Humor zu verbinden. Wer lustige Erlebnisse aufschreibt, beteiligt sich an einer geplanten Humorintervention. Durch die Dokumentation erhält das Ereignis mehr Gewicht und kann zudem mit anderen Menschen geteilt werden.[146]
Ein Humortagebuch kann auch auf der Station ausliegen. Jeder Besucher, Patient/ Bewohner und Mitarbeiter kann lustige Anekdoten sowie Witze und Zeichnungen darin festhalten.[147]

Abb. 5: „Krankenhauserlebnisse"

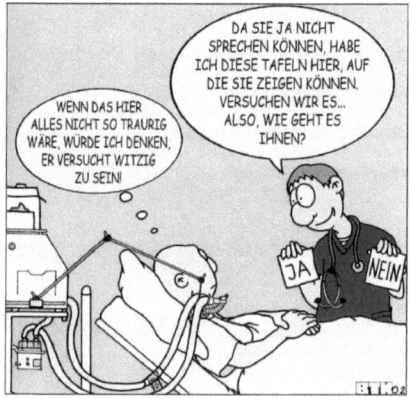

Wortspiele, Sprüche oder lustige orthographische Missgeschicke können zur Verfügung gestellt werden: Humorrhoiden, Lachsanzien, Das kann ja Eiter werden, Lieber arm dran als Arm ab,...[148]

Humorecke, Humorwand gestalten: Auf einer Spitalsabteilung oder in einer Arztpraxis können die Wartebereiche humorvoll gestaltet werden, z.B. mit einer Comicgalerie, humorvoll gestalteten Informationsbroschüren z.B. zur Aids-, oder Unfallprävention.[149]

---

[146] vgl. Bischofberger, 2008, S. 77
[147] vgl. Siegel, 2005, S. 57
[148] vgl. Bischofberger, 2008, S. 77
[149] vgl. Bischofberger, 2008, S. 77

5.3.3 Ziel von Humor in der Pflege

Humor im Pflege- und Gesundheitswesen kann verschiedene Ziele verfolgen. Im Folgenden werden beispielhaft einige davon genannt, vor allem im Hinblick auf die Patienten, obwohl man nicht vergessen sollte, dass Humor auch für Pflegende selbst von großem Nutzen sein kann.[150]

Humor: Oase in der Wüste

Humor kann für den Patienten eine Oase schaffen, das heißt einen Ort, wo er in der „Wüste Krankenhaus/ Pflegeheim" auftanken und kurze Zeit sein Leiden, seine Schmerzen, seine Probleme hinter sich lassen kann.[151]

Humor: ein Kontrapunkt

Humor kann einen Kontrapunkt zur technisierten Medizin setzten: „highhumor" statt „hightech", das heißt für kurze Zeit steht nicht die Krankheit im Vordergrund, sondern eine humorvolle Situation, ein Witz,...[152]

Humor: aktivierende Kraft

Humor kann als Einladung zum Mitmachen, zur Teilnahme am Geschehen, eine Aktivierung der Patienten bewirken. Gelingender Humor beinhaltet immer die Partizipation des Patienten, denn die Humorintervention ist zwar für ihn gedacht, aber nicht ohne ihn möglich.[153]

Humor: entdramatisierender Effekt

Humor kann eine Entdramatisierung des Krankenhaus- oder Heimaufenthalts sowie der häuslichen Situation bewirken, indem er der Generalisierung von Ängsten oder negativen Erlebnissen entgegen wirkt.[154]

---

[150] vgl. Siegel, 2005, S. 48
[151] vgl. Siegel, 2005, S. 48
[152] vgl. Siegel, 2005, S. 48
[153] vgl. Siegel, 2005, S. 48
[154] vgl. Siegel, 2005, S. 48

6 Zusammenfassende Darstellung

Zu Beginn dieser Fachbereichsarbeit ging es darum, sich dem Phänomen Humor anzunähern. Schon bald stellte sich heraus, dass es keine allumfassende Definition für Humor gibt. Es gibt verschiedene Humortheorien und Sichtweisen des Humors.

Im zweiten Schritt zeigte die Autorin die evolutionäre Bedeutung von Humor und Lachen auf.

Lächeln und Lachen zählen zu den ältesten und wichtigsten Formen der Kommunikation, über dies hinaus gilt es auch als Friedenszeichen.[155]

Genauso wurde die Entwicklung von Humor in der Pflege erläutert. Dabei stellte ich fest, dass Florence Nightingale für Humor in der Pflege, einen nicht unbeträchtlichen Teil beigetragen hat.

Danach wurde der Frage nachgegangen, über welche Funktonen und Effekte, Humor und Lachen verfügen. Dabei zeigte sich, dass Humor sowohl positive als auch negative Auswirkungen haben kann.

Ein Beispiel: Viele Muskeln werden beim Lachen aktiviert, das wirkt wie innerliches Jogging und ist gleichzeitig Balsam für die Seele.[156]

Leider gibt es auch Humor der beschämend und verletzend wirkt, dies kann zum Vertrauensverlust führen. Humor kann also auch Türen verschließen und nicht nur Türen öffnen.[157]

Zum Schluss ging die Autorin auf verschiedene Lachtherapien näher ein. Außerdem befinden sich in diesem Teil der Fachbereichsarbeit praktische Tipps für die Umsetzung von Humor in der Pflege.

Diese Literaturarbeit hat gezeigt, dass Humor ein wichtiges Element in der Pflege ist. Natürlich sollte man mit Humor nicht übertreiben und diesen nur mit Absprache des Patienten einsetzten.

---

[155] vgl. Uber & Steiner, 2006, S. 23

[156] vgl. Kienzl, 2005, S. 84

[157] vgl. Siegel, 2005, S. 53

7 Literaturverzeichnis

BERTELSMANN (1982) Das Bertelsmann Lexikon, in zehn Bänden. 2. Auflage, Band 6, Verlagsgruppe Bertelsmann GMBH, Lexikothek Verlag GMBH

BISCHOFBERGER, Iren (2008) Das kann ja heiter werden- Humor und Lachen in der Pflege. 2 Auflage, Verlag Hans Huber

DUDEN (1996) Das Neue Lexikon in zehn Bändern. 3. Auflage, Band 4, Dudenverlag Bibliographisches Institut & F.A. Brockhaus. AG Mannheim, Leipzig, Wien, Zürich

DUDEN (1996) Das Neue Lexikon in zehn Bänden. 3. Auflage, Band 10, Dudenverlag, Bibliographisches Institut & F.A. Brockhaus. AG Mannheim, Leipzig, Wien, Zürich

EFFINGER, Herbert (2008) „Die Wahrheit zum Lachen bringen", Humor als Medium in der Sozialen Arbeit. 1 Auflage, Juventa Verlag Weinheim und München

GROSSES ZITATEBUCH (1984) Über 10.000 Zitate, Aphorismen, Sprichwörter. Sonderausgabe, München Compact Verlag

KIENZL, Andreas (2005) Ein Esel, wer nicht lacht, Wie Sie die heitere Seite Ihres Lebensfinden. 1 Auflage, Verlag Carl Ueberreuter, Wien

LE GOFF, Jacques (2004) Das Lachen im Mittelalter. 2 Auflage, Klett- Cotta

RUETTING, Barbara (2006) Lach dich gesund: Ratschläge, Tipps und Tricks. 1 Auflage, München Verlagsbuchhandlung Herbig

SIEGEL, Siglinde Anne (2005) Darf Pflege(n) Spaß machen? Humor im Pflege- und Gesundheitswesen: Bedeutung, Möglichkeiten und Grenzen eines außergewöhnlichen Phänomens. 1 Auflage, Katholische Fachhochschule Freiburg, Schlütersche Verlagsgesellschaft

TITZE, Michael (2007) Die heilende Kraft des Lachens- Mit Therapeutischem Humor frühe Beschämungen heilen; 6 Auflage, Kösel- Verlag München

UBER, Heiner, STEINER, André (2004) Das Lachprinzip, Wie man sich erfolgreich glücklich und gesund lacht. 1 Auflage, Eichborn AG, Frankfurt am Main

UBER, Heiner, STEINER, André (2006) Lach dich locker, So lachen Sie sich erfolgreich glücklich und gesund. 1. Auflage, Wilhelm Goldmann Verlag , München

ZIJDERVELD, Anton C. (1976) Humor und Gesellschaft, Eine Soziologie des Humors und des Lachens. 1 Auflage, Druck- und Verlagshaus Styria, Graz

Internet

JACOBY, Andrea (2003) Universität Lüneburg, Wir- Gefühl
Institut für Mittelstandsforschung, Institut für BWL - Personal und Führung
http://perso.uni-lueneburg.de/index.php?id=142#top
am 30.3.2011 um 19:55 Uhr

FACHBEREICH SENNIOR/INNEN, Referenten: BISCHOFBERGER, Iren und
TITZE, Michael (2009) Gesund durch Lachen
http://www.salzburg.com/cgi-bin/sn/printArticle.pl?xm=358191
am 28.10.2010 um 18:34 Uhr

KREICHGAUER, Karl (2010) Glücksarchiv, Lachen
http://www.gluecksarchiv.de/inhalt/lachen.htm
am 14.3.2011 um 12:30 Uhr

SPRINGER MEDIZIN (2007) Gelotologie- Die Wissenschaft vom Lachen- Well-
ness/Fitness
http://www.lifeline.de/IIspecial/entspannen_erholen/lachen/content-128438.html
am 23.11.2010 um 19:52 Uhr

Abbildungsquellen

Abb. 2: Comic „Tiere"
http://www.amazon.de/exec/obidos/ASIN/378555852X/hoppsadasfami-21
am 30.03.2011 um 20:28 Uhr

Abb. 3: Comic „Schlaganfall"
http://de.toonpool.com/cartoons/schlaganfall_26970
am 28.03.2011 um 18:00 Uhr

Abb. 4: Comic „Pflege"
http://de.toonpool.com/cartoons/Full%20time%20job_75647
am 28.03.2011 um 17:50 Uhr

Abb. 5: Comic „Krankenhauserlebnisse"
http://www99.mh-hannover.de/schulen/pflege/FOTOS/03_A.JPG

am 28.03.2011 um 17:40 Uhr

8 Anhang

Anhang 1: Standard für „Humor und Lachen in der Pflege"

Ziele des Standards

* Wohlbefinden der Patienten sowie deren Angehörigen steigen
* Bewusstsein für Humor und Heiterkeit während Gesundheit und Krankheit wecken und stärken
* Humor als Ressource im Umgang mit Krankheit und Leid erkennen und nutzen
* Humor als Kontinuum zwischen liebevoller und bissiger Wirkung erkennen
* Infrastruktur schaffen für die Anwendung von Humor
* Auswirkungen von Humorinterventionen erkennen und erfassen[158]

Zielgruppe

Alle pflegebedürftigen kranken und/ oder alten Menschen sowie deren Angehörige.[159]

Strukturkriterien

„Humor in der Pflege kann grundsätzlich ohne jegliche Struktur in die Pflegepraxis einfließen. Die Strukturkriterien bieten jedoch Rahmenbedingungen, damit sich das Konzept Humor in der Institution bewusster und systematischer entfalten kann. Noch allzu oft gelten Gesundheitseinrichtungen als Hallen, die jeglichen Sinn für Humor und lautes Gelächter ersticken. Strukturen können zur „Humorfreundlichkeit" in diesen Institutionen beitragen."[160]

---

[158] vgl. Bischofberger, 2005, S. 345
[159] vgl. Bischofberger, 2005, S. 346
[160] Bischofberger, 2005, S. 346

Voraussetzung in der professionellen Pflege

- Kenntnisse zur individuellen Pflegeanamnese und –planung.

- Möglichkeit zur laufenden Diskussion im Pflege- oder Arbeitsteam, in der die verschiedenen Werthaltungen zu und Erfahrungen mit Humor diskutiert werden können.

- Sinnvollerweise sollte vor Einführung eines Humor- Standards eine Fortbildung organisiert, in der theoretische Hintergründe zu Humor vermittelt, sowie persönliche Auseinandersetzungen ermöglicht und Humorinterventionen diskutiert werden können.[161]

Zugang zu Humor- Ressourcen in der Institution

- Fachliteratur zu therapeutischem Humor für die Pflegefachpersonen

- Humorressourcen in der Spitalsbibliothek.

- Zugang zu Spiele, Comics, Musikkassetten, Scherzartikeln, Witzbüchern, Videofilmen, z.B. in Form eines Humorkoffers, Gelächterwagens oder Humorzimmers.

- Kontakte zu CliniClowns.

- Liste mit humorvollen Geschenkideen, die den Besuchern und Angehörigen für Mitbringsel vorgeschlagen werden können.

- Ein Humorraum oder Humorwagen in der Institution.[162]

Gestalten des Umfeldes

- Humorvolle Raumgestaltung in der Institution oder in der Pflege zu Hause ermöglichen.

- Ein Klima schaffen, um verbale und nonverbale heitere Kommunikation in der Institution spürbar zu machen.

- Missgeschicke des Personals oder der kranken und/ oder alten Menschen gelten nicht als Versagen, sondern vielmehr als Möglichkeit, Humor gemeinsam zu erleben.[163]

---

[161] vgl. Bischofberger, 2005, S. 346
[162] vgl. Bischofberger, 2005, S. 346

Prozesskriterien

„Bei den Prozesskriterien geht es darum, was Humor ist, wie er sich ausdrückt und wie er konkret gefördert werden kann. Dabei kommt insbesondere der humorvollen Kommunikation zentrale Bedeutung zu. Humor und Lachen bilden oft Bande zwischen Pflegefachperson, Patienten und/ oder Angehörigen, so dass eine tragende und empathische Beziehung aufgebaut werden kann. Dazu sind ein offenes Herz, Kenntnisse zum Konzept Humor sowie reflektierte Berufserfahrung erforderlich."[164]

Definition für Humor

Humor umfasst die Fähigkeit, die Gabe eines Menschen, der Unzulänglichkeit der Welt und der Menschen, den Schwierigkeiten und Missgeschicken des Alltags mit heiterer Gelassenheit zu begegnen, diese nicht so tragisch zu nehmen und über sie und sich lachen zu können.[165]

Pflegeanamnese und –planung

Die Pflegefachperson diskutiert mit den Patienten und allenfalls den Angehörigen folgende Aspekte:

* Erfahrungen mit Humor und Lachen sowie dem bevorzugten Humorstil. Je nach Informationen und Wünschen setzt sie Ziele und plant Humorinterventionen.
* Sie hält die nötigen Angaben an geeigneter Stelle in der Patientendokumentation fest.
* Sie wählt geeignete Humorinterventionen und instruiert, falls nötig, ihre Kollegen.
* Sie beobachtet und dokumentiert den fortlaufenden Gebrauch von und die Reaktion auf Humorinterventionen.[166]

---

[163] vgl. Bischofberger, 2005, S. 347
[164] Bischofberger, 2005, S. 347
[165] vgl. Bischofberger, 2005, S. 347
[166] vgl. Bischofberger, 2005, S. 347

Definition von Humorintervention

Humorinterventionen soll die Patienten darin unterstützen, Lustiges, Amüsantes und Absurdes zu erleben, zu schätzen und auszudrücken, um Beziehungen aufzubauen, Spannung zu erleichtern, Ärger abzubauen und Lernen, schmerzvolle Gefühle besser ertragen zu können.[167]

Humorinterventionen

- Die Pflegefachperson bietet mit Humor emotionale und kommunikative Unterstützung an.
- Sie baut eine therapeutische Beziehung auf, in dem sie die Fähigkeit, über sich selbst zu lachen, modellhaft vorlebt.
- Accessoires oder Scherzartikel können nonverbal die humorvolle Kommunikation unterstützen.
- Sie ermuntert die Patienten, Humor auszudrücken, beispielsweise durch das Auffrischen humorvoller Alltagserlebnisse, durch neckische Kommunikation oder auch durch Witze- Erzählen.
- Sie thematisiert- soweit erforderlich- sexistischen Humor und andere verletzende und herablassende Humorstile.
- Sie diskutiert verschiedene Humorinterventionen mit Patienten und deren Angehörigen, führt sie durch und wertet sie aus, beispielsweise:

  o Anleitung anbieten für ein Humortagebuch
  o Verwendung von Comics oder Witzen in öffentlichen Räumen
  o Heitere Geschichten oder Missgeschicke aus dem Alltag der Patienten erzählen oder erzählen lassen
  o Karikaturbücher, Videokassetten, Spiele, heitere Bücher etc. anbieten
  o Scherzartikel bewusst einsetzen
  o Gemeinsam alte Fotoalben anschauen[168]

---

[167] vgl. Bischofberger, 2005, S. 348
[168] vgl. Bischofberger, 2005, S. 348

Ergebniskriterien

Der Standard soll verständlich, die Ziele sollen erreichbar sowie die Wirkungen auswertbar sein. Die Fragen sollen das Personal ermuntern, ihre Humorinterventionen schnell und einfach zu überprüfen und Hinweise für weitere Humorinterventionen zu erhalten. Die folgende Wirkung, wie sie vom Soziologen Peter Berger beschrieben wird, wäre auch für kranke und alte Menschen sowie deren Angehörige wünschenswert: „Gutmütiger Humor wirkt wie ein erfrischender Kurzurlaub vom Ernst der Existenz."[169]

Fragen zur Evaluation

Je nach Ziel werden nun Fragen zur Auswertung gestellt. Diese Fragen können von den kranken und/ oder alten Menschen, deren Angehörigen oder vom Pflegepersonal beantwortet werden.[170]

- Wie waren die Reaktionen auf die Intervention?
- Wurde der Humor der Situation angepasst angewendet?
- Ist verbaler und/ oder nonverbaler Humor in der Institution erkennbar?
- Konnte Spannung abgebaut werden?
- Wurde die Beziehung gestärkt?
- Konnte Ablenkung oder Erleichterung verschafft werden?
- Worüber und mit wem wird gescherzt?
- Konnte die angesprochene Person zum Lachen angeregt werden?
- Ist Humor in der Institution erkennbar?
- Wird Humor vermehrt wahrgenommen?
- Sind Einträge ins Humortagebuch gemacht worden?
- Sind Humor- Ressourcen vorhanden, z.B. Bücher, Scherzartikel, usw.
- Was könnte mit den Patienten und deren Angehörigen in Bezug auf Humor weiter geplant werden?[171]

---

[169] vgl. Bischofberger, 2005, S. 349

[170] vgl. Bischofberger, 2005, S. 349

[171] vgl. Bischofberger, 2005, S. 349